Tennisballarbeit am Kopf

Von Martina Peter

Martina Peter

Tennisballarbeit am Kopf

Neuromedizin Verlag

Anschrift der Verfasserin:
Martina Peter
Physiotherapeutin – Schmerzphysiotherapie
Breitenbacher Weg 9
97769 Bad Brückenau

Lektorat: Reinhard Dittel, Bad Hersfeld
1. Auflage 1995
2. unveränderte Auflage 1996
3. erweiterte Auflage 1997

An der Obergeis 13, 36251 Bad Hersfeld

Satz und Druck: Hoehl-Druck, Bad Hersfeld
ISBN 3-930926-01-6

Nach langjähriger erfolgreicher und motivierter Anwendung der schmerzphysiotherapeutischen Gate-Control-Technik (Tennisballarbeit) im gesamten Körperbereich, kam mir eines Tages die Idee, die Tennisbälle auch einmal in verschiedenen Kopfregionen spezifischer einzusetzen. Ich erhoffte mir, damit mehr Bewußtsein für die Schädelknochen wecken zu können und auch Kopfschmerzpunkte günstig zu beeinflussen. Das gelang auch und es ergaben sich noch viele weitere Wirkungen.

Theorie

Die Wirkungen der Tennisballarbeit im Kopfbereich lassen sich mit Hilfe des neuromedizinischen Trophik-Modells nach Gross gut darstellen.

Wirkungen

Eukrasie

Die Durchblutungssituation im Gesichts- und im Gehirnschädel wird angeregt. Reflektorisch wird auch die Gehirndurchblutung günstig beeinflußt. Daraus folgt u. a.

- Die Gesichtshaut wirkt im Sinne einer „Gewebewäsche" frischer und gesünder (kosmetischer Aspekt).
- Der Haarwurzelbereich wird stimuliert.
- Die Konzentration wird verbessert.

Euästhesie

Schmerzen im Kopf- und Gesichtsbereich werden gelindert; das Bewußtsein für die Kopfregion wird verbessert.

Eukinesie

Die Muskulatur im ganzen Kopf- und Gesichtsbereich wird eutonisiert. Adhäsionen von Schädelsuturen werden gelöst. So entspannt sich die Mimik und damit auch der gesamte Mensch.

Eutrophie und Euthymie

Durch regelmäßige – möglichst tägliche – Wiederholung der Tennisballarbeit kommt es durch Summation der vorgenannten Aspekte zu einer trophischen Kräftigung und Entschmerzung des Integumentes im Kopfbereich. Dieser Effekt wirkt schließlich auch auf die Psyche: Der ganze Mensch fühlt sich wohl, bekommt eine andere Ausstrahlung (Abb. 1).

Erklärung der Wirkungen durch verschiedene Denkmodelle

1. Gate-Control-Modell (Melzack und Wall)

Über die intensive Beschäftigung mit den Tennisbällen kommt es zu einer ausgeprägten Konzentration und Focusierung der Wahrnehmung. Aufgrund des „Drehtürprinzips" kann sich bei der Konkurrenz der Sinne nur der stärkste Reiz im Bewußtsein durchsetzen, d. h. der Schmerz rückt in den Hintergrund und wird abgeschwächter wahrgenommen.

Biochemisch werden durch den Tennisballreiz vermutlich Endorphine ausgeschüttet.

2. Antigravitationstechnik (AGT)

Verschiedene, oft stark überlastete Strukturen wie die kurzen Nacken- und Halsmuskeln oder die Kiefermuskeln erfahren durch die Tennisbälle eine Annäherung von Ursprung und Ansatz gegenüber der Schwerkraft. Die Muskeln werden im Sinne des neuromedizinischen „Urlaubsprinzips" entlastet und erfüllen anschließend ihre Aufgabe bereitwilliger (Abb. 2).

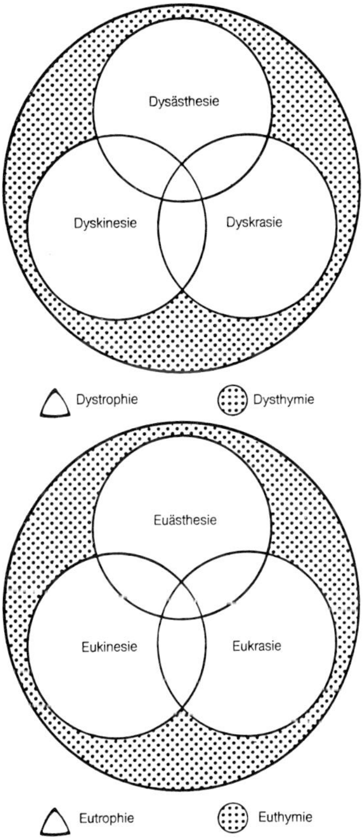

Abb. 1: Dystrophie- und Eutrophiemodell nach Gross

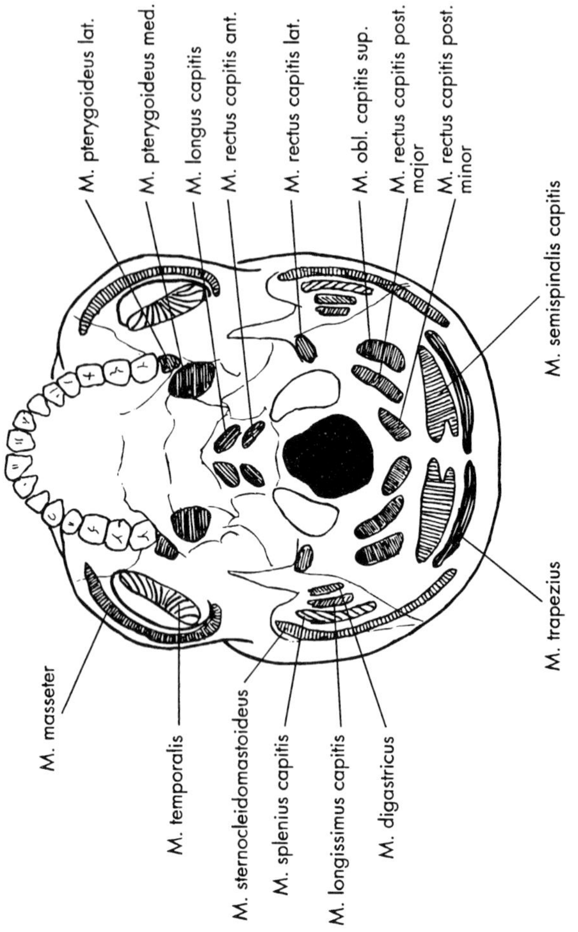

Abb. 2: Muskelursprünge und Muskelansätze an der äußeren Schädelbasis

3. Cranio-sakraler Rhythmus

Durch den Kontakt der Tennisbälle werden die einzelnen Schädelknochen fixiert. Aufgrund der rhythmischen Liquorschwankungen ist so die Lösung von „blockierten“ Suturen und duralen Adhäsionen möglich.

Die Harmonisierung der Liquorschwankungen trägt oft zur Schmerzbefreiung, auch bei peripherer gelegenen Strukturen, bei.

4. Mimik

Die mimischen Muskeln dienen auch dazu, unsere Gefühle sichtbar zu machen. Mit Hilfe der Tennisbälle lassen sich die Spannungen im Muskelbereich und damit verbundene psychische Spannungen gut lösen. Das Gesicht öffnet sich und damit der ganze Mensch.

5. Somatotopien

Die Erfahrung zeigt, daß verschiedene Areale am Kopf reflexiven Bezug zu Organen und Körperteilen haben, d. h., daß sich auf der Schädeldecke, im Gesicht oder an den Ohrmuscheln der gesamte Körper widerspiegelt (Abb. 3).

Die durch die Tennisballarbeit am Kopf erreichbaren Fernwirkungen sind möglicherweise so - vergleichbar den Effekten der Fußreflexzonenmassage - erklärbar.

6. Triggerpunkte

Schmerzhafte Punkte der einzelnen Gewebsschichten (Haut, Muskulatur, Periost) können auch segmental - via N. trigeminus oder C1, C2, C3 - gedeutet werden. An Zahnprobleme und Dysfunktionen lokaler Gelenke wie Kieferge-

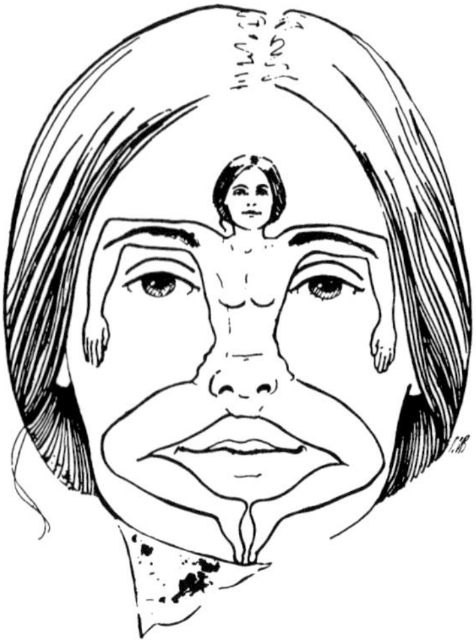

Abb. 3 a: Gesichtszonen

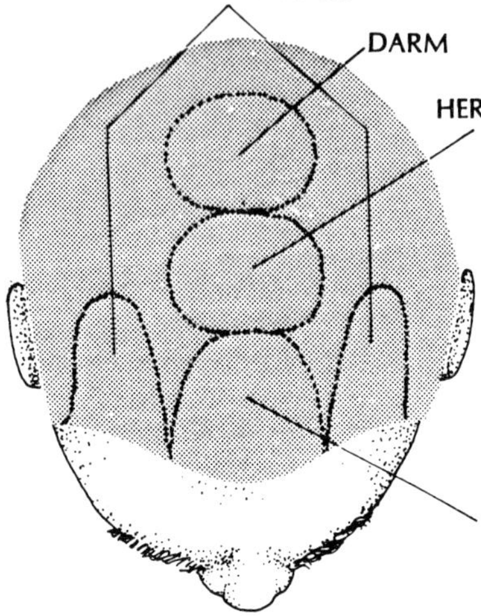

Abb. 3 b: Schädelzonen

lenke, Zungenbein, obere Halswirbelsäule und Kopfgelenke sollte gedacht werden. Aber auch die Projektion der Nebenhöhlen sowie zugeordneter innerer Organe (Speiseröhre, Schilddrüse) oder zerebrale Durchblutungsstörungen sind möglich.

Umgekehrt lassen sich durch die Tennisball-Arbeit segmental-reflektorisch die Funktionen optimieren: Der Patient kann sich beispielsweise besser konzentrieren, die Gedächtnisleistung nimmt zu, er kann unbeschwerter kauen, die Nasenatmung ist wieder frei, etc.

7. Meridiane

Über die Tennisballarbeit kommt es auch zur Stimulierung der in der chinesischen Medizin bekannten Meridianpunkte, die sich am Kopf häufen. Diese Punkte und die ihnen zugehörigen Meridiane, die teilweise durch weite Bereiche des Körpers ziehen, werden durch die Tennisballarbeit energetisch positiv beeinflußt und harmonisiert (Abb. 4).

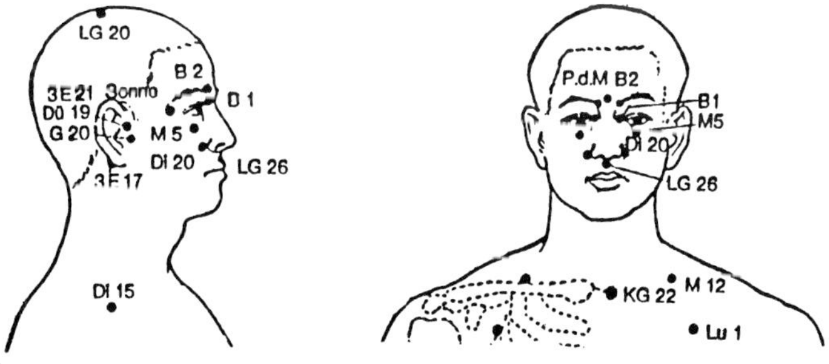

Abb. 4: Meridianpunkte am Kopf

8. Cortikale Repräsentation

Der Kopfbereich - besonders die Kiefer-Mundregion - ist auf dem Homunkulus verhältnismäßig groß repräsentiert. So wie Irritationen des Kopfbereiches den ganzen Menschen in Mitleidenschaft ziehen, können umgekehrt vom Kopf aus weitreichende therapeutische Effekte erzielt werden (Abb. 5).

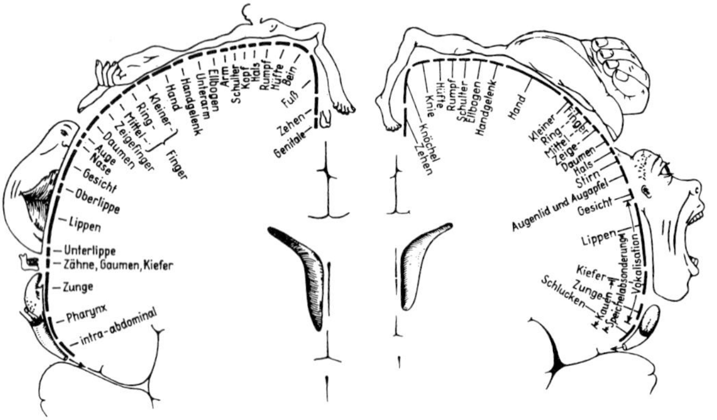

Abb. 5: Motorischer und sensibler Homunkulus

9. Grundfunktionen

Wenn der Patient mit den Tennisbällen regelmäßig (möglichst immer zur selben Zeit) über einige Wochen arbeitet, so lassen sich die von Vogler beschriebenen Grundfunktionen im Sinne einer Homöostase direkt oder indirekt (durch neurale Verkoppelungen im Hirnstamm) regulieren (Abb. 6).

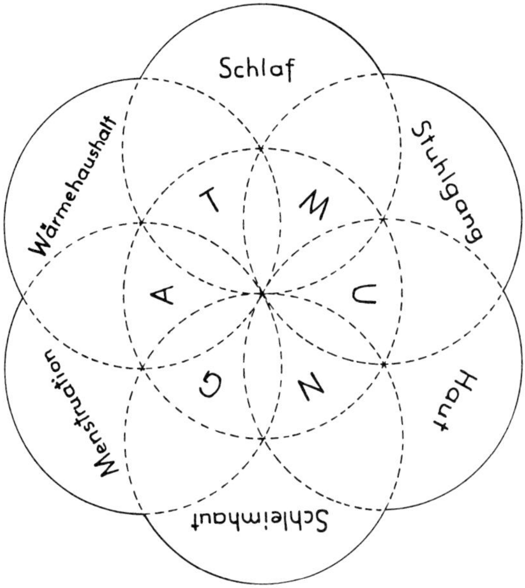

Abb. 6: Modell der Grundfunktionen (Vogler)

Zur Anwendung

Die Tennisbälle sind ein einfaches, leichtes, kostengünstiges und kleines Übungsgerät, das für jedermann zugänglich ist. Die Tennisbälle haben starken Motivationscharakter und lassen sich überall problemlos mitnehmen (beispielsweise in den Urlaub oder ins Büro).

Die Tennisballarbeit ist leicht erlernbar und ohne großen Aufwand durchführbar. Die Ausgangsstellungen können variiert werden. Durch die Tennisballarbeit wird der Patient zum Agenten und steht somit Schmerzsituationen selbständiger gegenüber. Kontraindiziert ist die Tennisballarbeit bei Wunden, Verbrennungen, entzündlichen Prozessen sowie Tumoren im Kopfbereich.

Praxis

Bei den nun folgenden Übungsabschnitten orientiere ich mich an den verschiedenen Schädelknochen (Abb. 7).

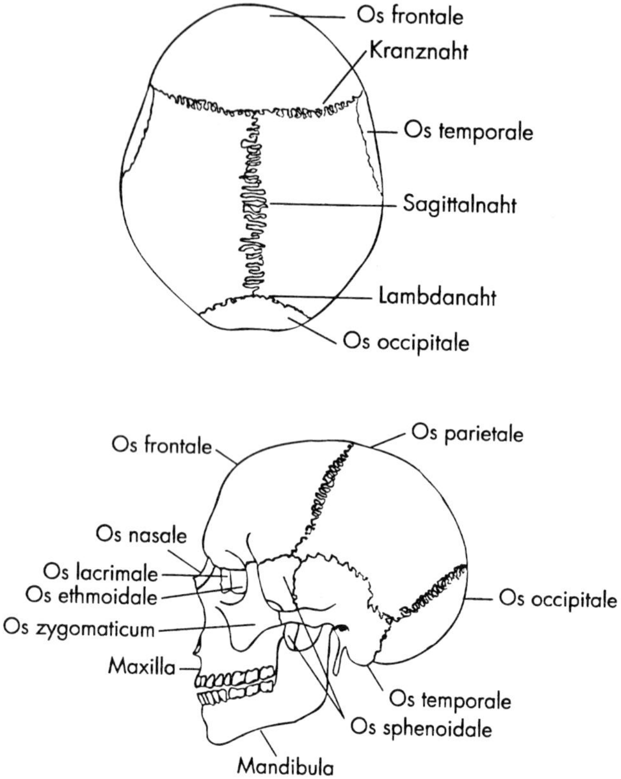

Abb. 7: Die Schädelknochen mit Suturen

Die Tennisbälle, bzw. der Tennisball und der Kopf, treten in allen Übungsabschnitten miteinander in Kontakt. Dieser Kontakt kann statisch (der Kopf ruht auf dem Ball) oder dynamisch (Kopf und Ball bewegen sich miteinander) gestaltet werden. Es können einzelne Punkte, kleinere Bereiche, der gesamte Knochen oder auch die Suturen bearbeitet werden.

Die Tennisball-Kontakte sollten variierend mit den Parametern Zeit, Kraft und Raum dem jeweiligen Patienten angepaßt werden.

Die angegebenen Visualisationen dienen dazu, die durch die Tennisballarbeit entstehende Wirkung noch zu verstärken. Die Visualisationen sind nicht an bestimmte Kopfbereiche gebunden und können nach kleinen Abänderungen auch auf andere Schädelknochen übertragen werden.

Vor der Tennisballarbeit und zwischen den einzelnen Abschnitten empfiehlt es sich vorzuspüren, um den Ausgangsstatus wahrzunehmen (Ein „Foto" von der Ausstrahlung und Öffnung des Gesichts „schießen"). Dieses Vorspüren sollte sich nicht nur auf den Kopfbereich beschränken und auch einige Kontrollbewegungen von Wirbelsäule, Kiefergelenken und Augen einschließen. Das Bewußtsein des Übenden sollte stets dort sein, wo der Ball den Kopf berührt.

Nach jedem Übungsabschnitt erfolgt das Nachspüren, das die Wirkungen verdeutlicht. Es sollte genügend Zeit dafür vorhanden sein.

Der Tennisball sollte nie ablehnend betrachtet werden, selbst bei Schmerzen. Er sollte als Freund begrüßt werden, der Schmerzen lindern hilft, aber auch Klarheit im Sinne einer Selbstdiagnose verschaffen kann. (Wo hat der Schmerz seinen Ursprung?)

Als Ausgangsstellungen sind Rückenlage, Bauchlage, Seitenlage, Fersensitz mit Vorbeuge und Stand an der Wand möglich (Abb. 8).

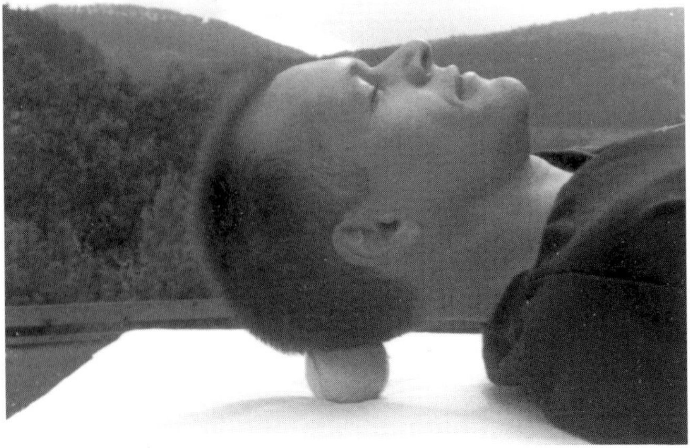

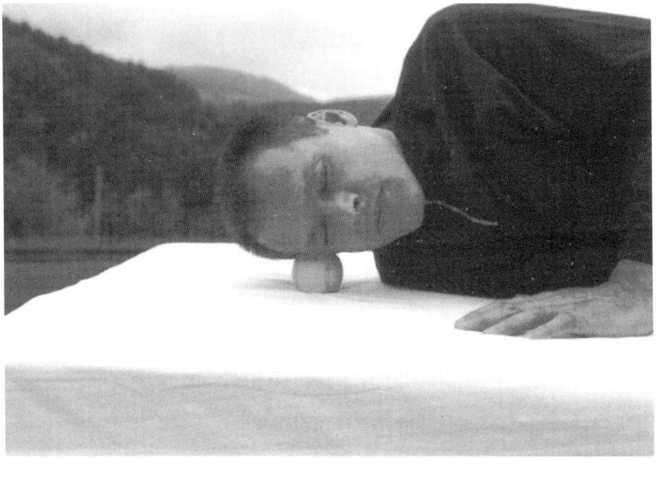

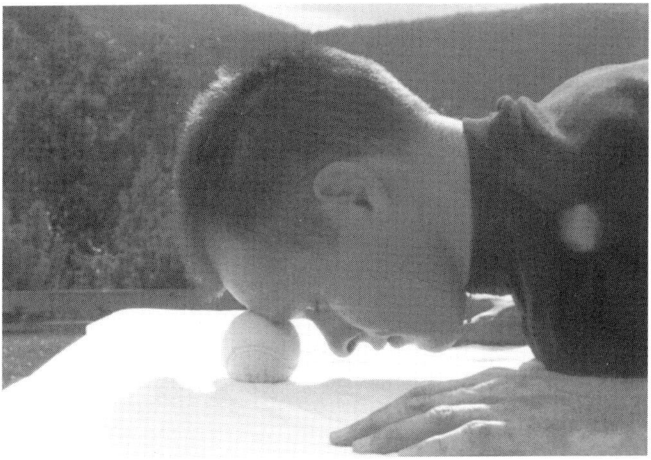

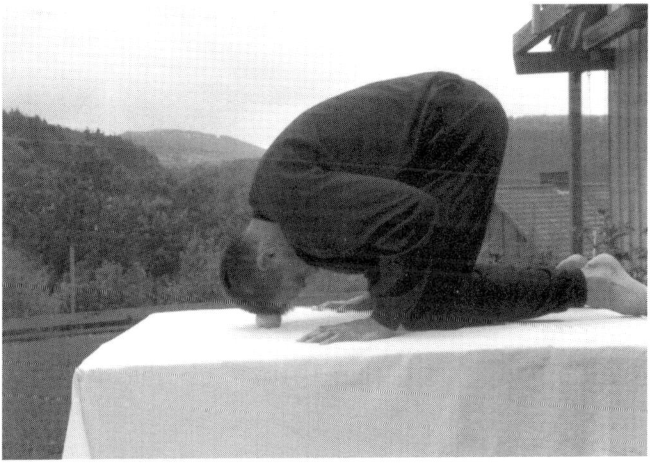

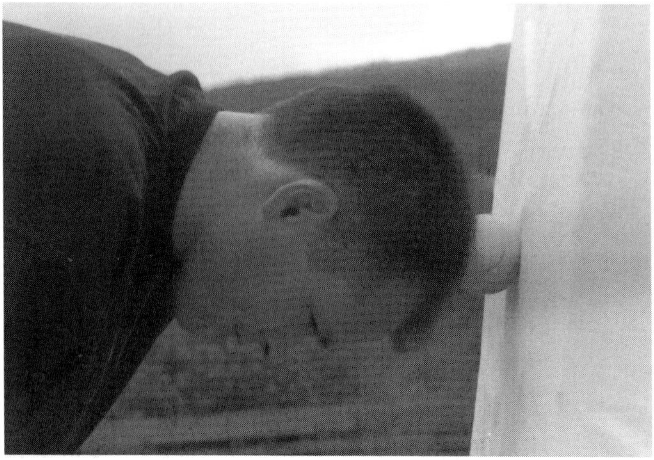

Abb. 8 a-e: Ausgangspositionen der Tennisball-Arbeit

Zehn-Punkte-Programm

1. Os occipitale

In der Rückenlage wird ein Tennisball unter das Hinterhaupt gelegt. Der Patient sucht die Stelle, bei der der Kopf in einer stabilen Gleichgewichtslage liegt.

Außer Nackenbewegungen sind Augen- und Kieferbewegungen günstig.

Visualisation während des Ballkontakts: Der Tennisball ist eine heiße Kugel, aus der Wärme in den Kopf hineinströmt. Der Hinterhauptsknochen schmilzt über dem Ball und integriert ihn buchstäblich.

Die Halswirbelsäule als Verbindung zwischen Kopf und Rumpf, sollte nicht als Steg, sondern als Hängebrücke erlebt werden (Abb. 9).

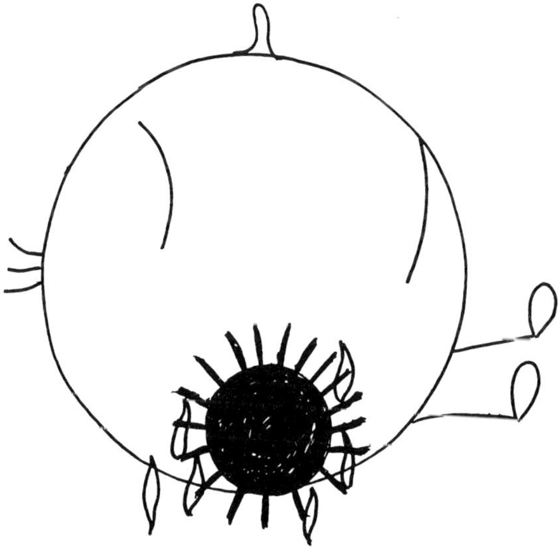

Abb. 9: Visualisation Os occipitale

2. Os frontale

In der Bauchlage wird der Tennisball unter die Stirn gelegt. Durch Bewegungen der Halswirbelsäule wird der Knochen durchgearbeitet.

Visualisation nach dem Ballkontakt:

Das Stirnbein kann sich in verschiedene Richtungen aufklappen:

– Von oben nach unten (Müllschlucker)
– Von unten nach oben (Visier)
– Von rechts nach links (Buch)
– Von links nach rechts (Tür)

Diese „Knochenklappe“ läßt sich auch gut mit anderen Knochen kombinieren (Abb. 10).

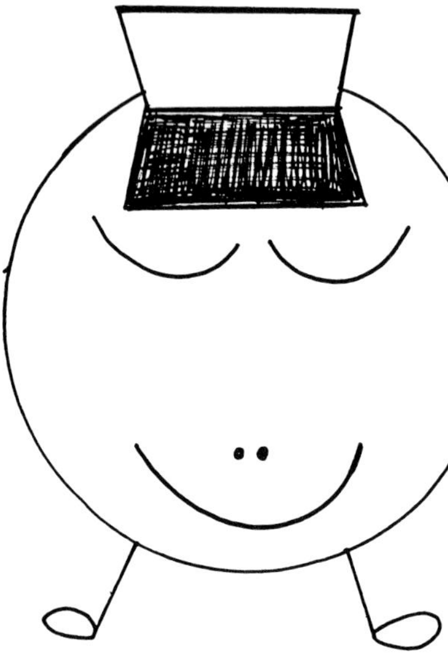

Abb. 10: Visualisation Os frontale

3. Os parietale links und rechts

Im Fersensitz oder Stand an einer Wand können beide Knochen einzeln und die Sagittalnaht bearbeitet werden.

Visualisation nach dem Ballkontakt:
Die beiden Scheitelbeine öffnen sich und schließen sich im Atemrhythmus wie eine Blüte. Im geöffneten Zustand fällt ein Lichtstrahl in die Öffnung und erhellt den ganzen Kopfinnenraum. Dieses Licht bleibt bestehen, auch wenn die Blüte sich schließt. (Abb. 11)

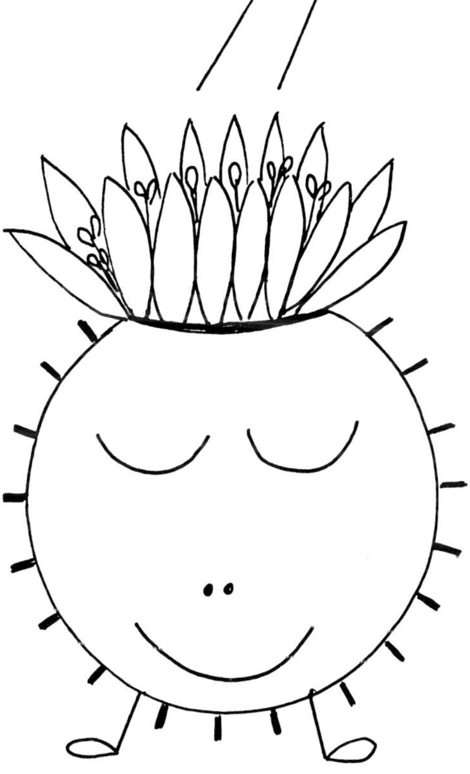

Abb. 11: Visualisation Os parietale

4. Os temporale links und rechts

In der stabilen Seitenlage befindet sich der Tennisball unter oder knapp hinter dem Ohr.

Visualisation während des Ballkontakts:

Der Patient lauscht durch den Tennisball wie mit einem Hörrohr in die Erde hinein (Abb. 12a).

Visualisation nach dem Ballkontakt:

Der Schläfenbeinknochen wird zum Ohr und bewegt sich:

– Von hinten nach vorne (Elefant)
– Von vorne nach hinten (Pferd)
– Stellt sich auf (Hase)
– Hängt nach unten (Schaf)
– Dreht sich um verschiedene Achsen (Abb. 12b).

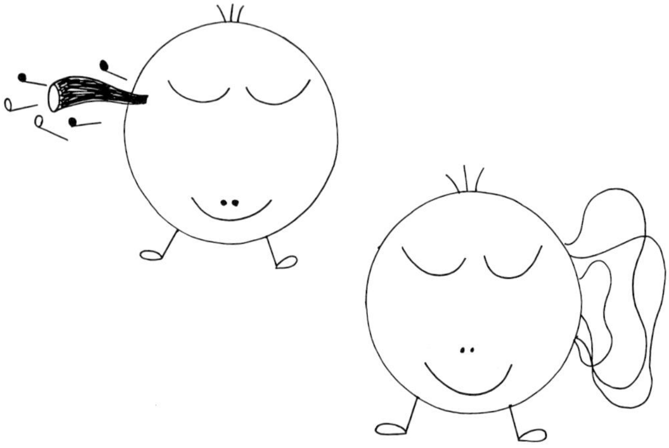

Abb. 12a und b: Visualisationen Os temporale

5. Os sphenoidale links und rechts

Der Tennisball wird in stabiler Seitenlage unter dem Keilbein plaziert. Dieses befindet sich vor dem Schläfenbein in Richtung Auge, dabei jedoch oberhalb des Jochbeins. Das Keilbein steht mit allen bisher bearbeiteten Knochen in Verbindung.

Wegen seines kleinen äußeren Areals (siehe Abb. 7) werden nur Ballbewegungen mit geringfügigem Radius gezielt ankommen.

Visualisation während des Ballkontakts:
Der Tennisball saugt alle unangenehmen Empfindungen und Schmerzen aus dem Kopf heraus (wie ein Staubsauger) und läßt sie durch sich durch zum Erdmittelpunkt fliegen. Dort verbrennen sie im Erdfeuer (Abb. 13).

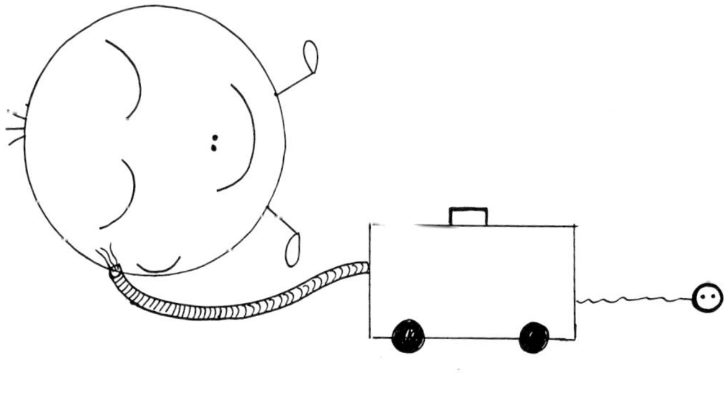

Abb. 13: Visualisation Os sphenoidale

6. Os mandibulare links und rechts

Vom Kiefergelenk bis zum Kinn kann der Unterkiefer in stabiler Seitenlage durchgearbeitet werden.

Visualisation nach dem Ballkontakt:
Der Unterkiefer löst sich vom Kopf und fliegt durch den Behandlungsraum. Nachdem er sich alles angeschaut hat, schwebt er zum Kopf zurück und paßt sich wieder neu ein (Abb. 14).

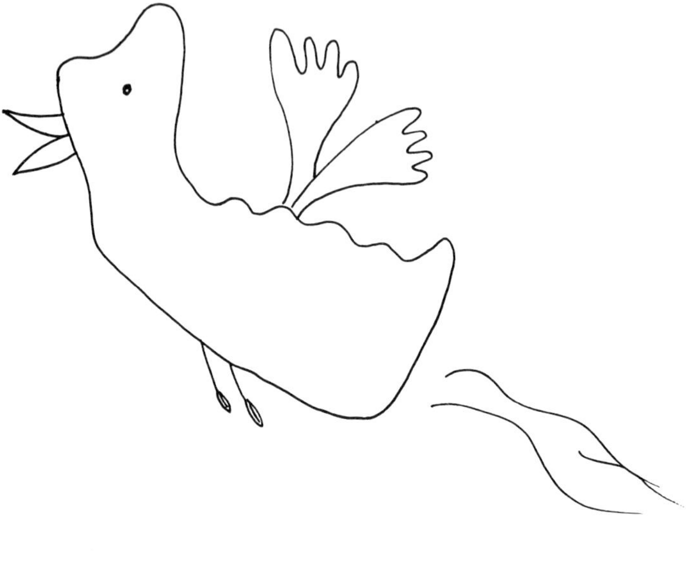

Abb. 14: Visualisation Os mandibulare

7. Os maxillare links und rechts

Dieses kann auf der Seite liegend mit dem Tennisball durchgearbeitet werden.

Visualisation während des Ballkontakts:

Der Tennisball tastet Kiefer und Zähne ab und malt dabei die einzelnen Teile in verschiedenen Farben an. Jede Farbe hat einen anderen Geschmack (Abb. 15).

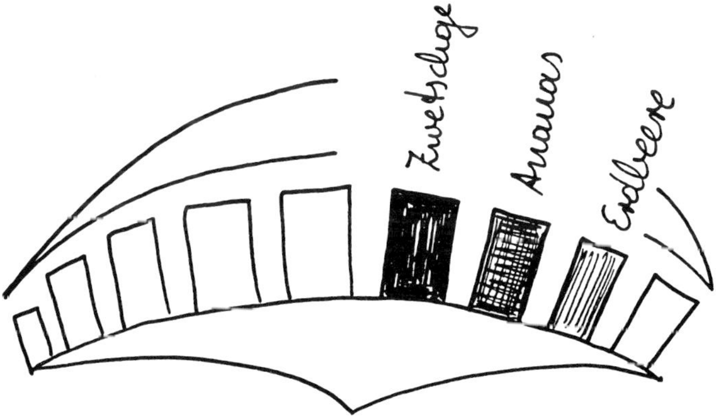

Abb. 15: Visualisation Os maxillare

8. Os zygomaticum links und rechts

Das Jochbein wird am günstigsten im Fersensitz mit Vorbeuge durchgearbeitet.

Visualisation während des Ballkontakts:

Einen Punkt auf dem Jochbein wählen und sich diesen als Nasenloch vorstellen. Es strömt Luft ein und aus, das Jochbein atmet (Abb. 16).

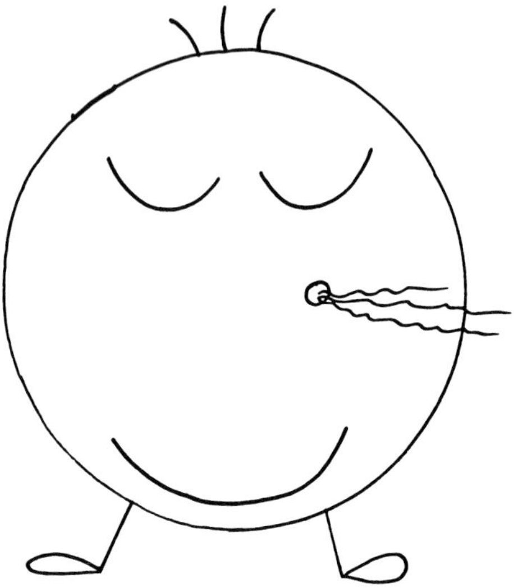

Abb. 16: Visualisation Os zygomaticum

9. Os orbitale links und rechts

Im Fersensitz mit Vorbeuge wird der Tennisball wie ein rohes Ei behandelt. Der Ball tastet alle Augenstrukturen ab: Augenbraue, unteres und oberes Augenlid, Wimpern, knöcherne Begrenzungen und Augenwinkel. Das Auge ruht am Ende der Übung vorsichtig auf dem Tennisball.

Visualisation während des Ballkontakts:

Das Auge schaut sich das Innenleben des Körpers an. Es wandert dabei vom großen Zeh bis hoch zum Scheitel (Abb. 17).

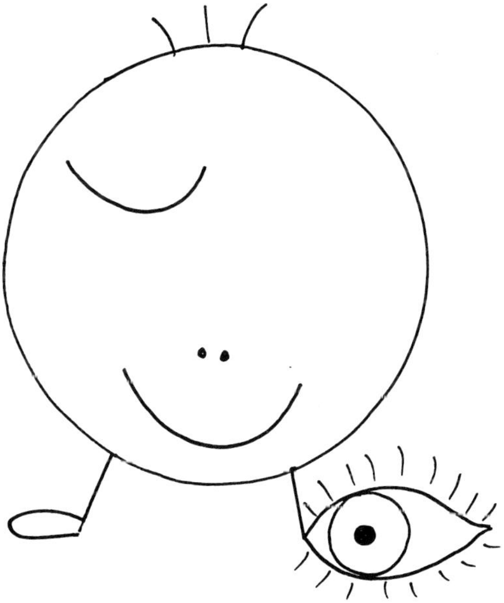

Abb. 17: Visualisation Os orbitale

10. Os nasale

Die knöchernen und knorpeligen Anteile des Nasenbeins können von der Nasenspitze bis zur Nasenwurzel erforscht und bearbeitet werden.

Visualisation nach dem Ballkontakt:
Die Nase nimmt verschiedene Gerüche wahr. Mit jedem Atemzug vergrößern sich die Nasenlöcher, bis der Mensch selbst zum Nasenloch wird, das sich bei jedem Atemzug weit öffnet und schließt (Abb. 18).

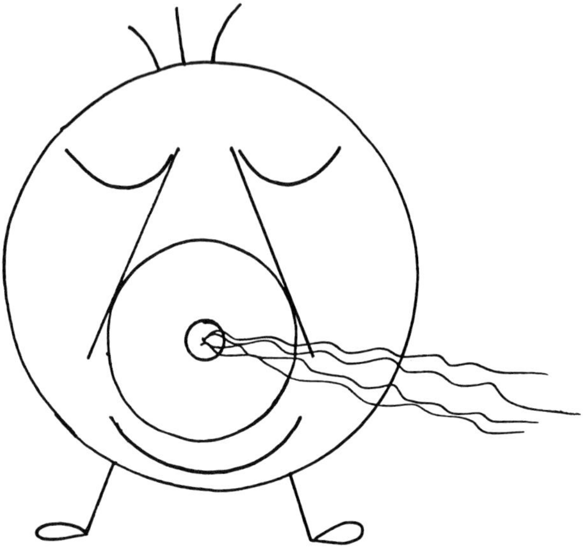

Abb. 18: Visualisation Os nasale

Übungsvariationen

Es ist durchaus sinnvoll zur Wahrnehmungsschulung nur eine Schädelhälfte zu bearbeiten.

Man kann auch zwei Tennisbälle gleichzeitig einsetzen. Beispielsweise Os frontale und Kinn oder rechtes und linkes Os zygomaticum (Abb. 19 a). Dabei können beide Bälle sowohl statisch und dynamisch, als auch in unterschiedlicher Bewegungsqualität kontaktieren.

Eine Wirkungssteigerung der Tennisballarbeit wird auch dadurch erzielt, daß man - im Sinne der neuromedizinischen Relationstechnik - die Tennisbälle gleichzeitig oder im Wechsel im Körper- und Kopfbereich einsetzt (Abb. 19 b).

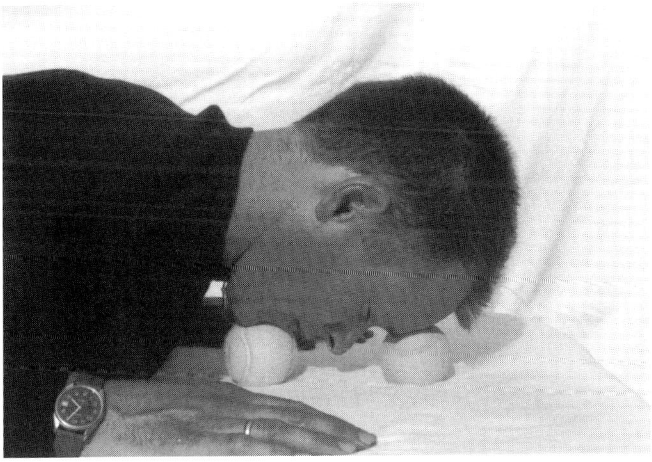

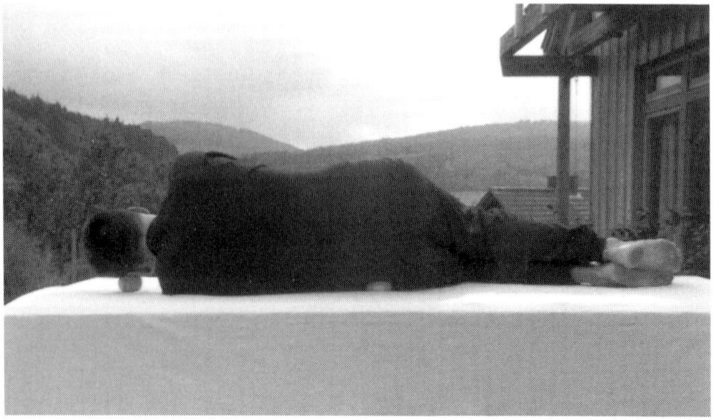

Abb. 19 a und b: Neuromedizinische Relationstechnik mit Hilfe von Tennisbällen zu diagnostischen und therapeutischen Zwecken.

Mit dem Tennisball zu Zweit

Partnerweises Üben ist im Kopfbereich ebenfalls möglich, sofern behutsam vorgegangen wird.

Gesund ist nach Sigmund Freud, wer ungestört arbeits- und liebesfähig ist. Wenn es um die Gesundheit geht, so ist für die Schmerzphysiotherapeuten noch eine weitere Eigenschaft von Bedeutung: die Spielfähigkeit.

Vor allem in der Begegnung mit dem Du wird in unserem Alltag diese Spielfähigkeit mehr denn je gefordert. Sie drückt sich aus über Flexibilität, Rücksichtnahme, Geschicklichkeit, Fairness und Standvermögen zum richtigen

Zeitpunkt am richtigen Ort und sie hilft uns, Reibungen die der Alltag mit sich bringt, unbeschadet zu bewältigen.

Das spielerische Umgehen mit diesen Dingen kann nirgendwo besser geübt werden als durch die direkte Auseinandersetzung mit dem Partner. So legt die Partnerarbeit mit dem Tennisball am Kopf, neben den bei der Einzelarbeit beschriebenen Zielen, ihren Schwerpunkt darauf, das „Miteinander" zu entwickeln und Freude am gemeinsamen Erleben zu vermitteln.

Mit dieser Zielsetzung sind die folgenden Partnerübungen entstanden.

1. Vom Liegen zum Stehen und zurück

Der Bewegungszyklus vom Liegen zum Stehen und zurück beginnt für beide Partner in Bauchlage. Der Tennisball wurde im vorliegenden Beispiel zwischen den Scheitelbeinen der Übenden plaziert. Es gilt nun über geschmeidige Bewegungen vom Liegen über den Vierfüßlerstand, Kniestand zum Stand zu kommen und eventuell auch wieder zurück in die Bauchlage, ohne daß der Ball seinen Platz verläßt. Um den Bewegungsfluß zu ermöglichen, ist ein Höchstmaß an Konzentration und eine harmonische Atmung erforderlich.

Fortgeschrittene können während des Bewegungsablaufs die Augen schließen, das Bewegungstempo variieren oder den Ball an verschiedenen Kopfpunkten anlegen (Abb. 20).

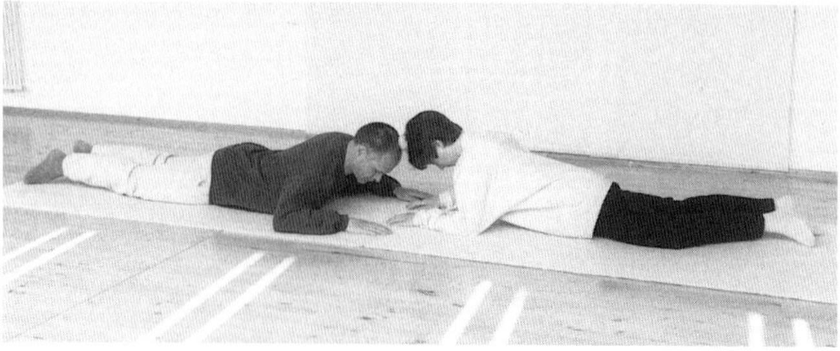

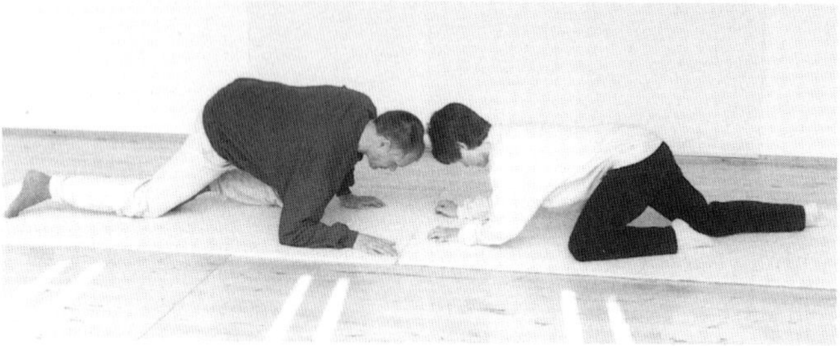

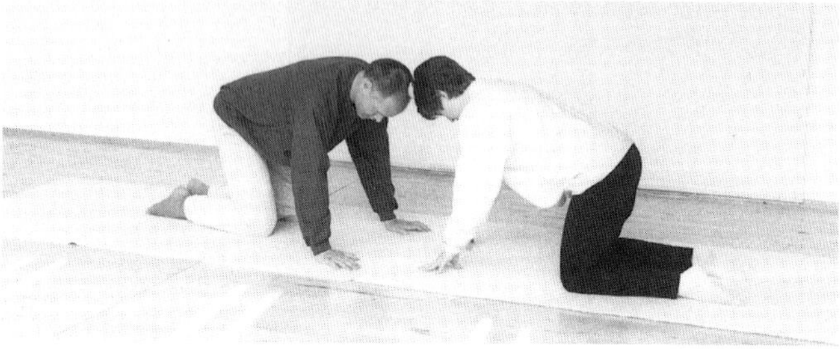

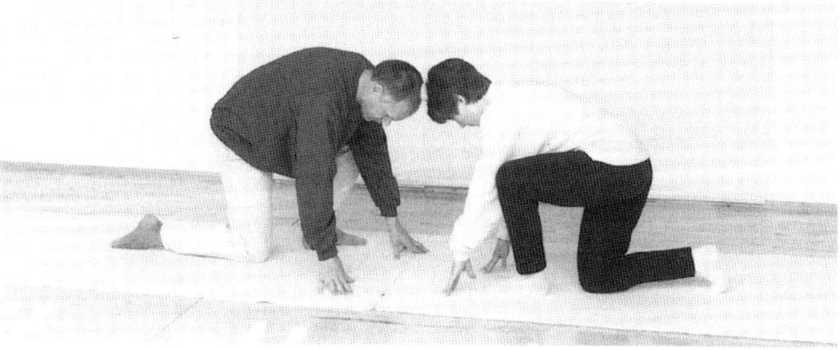

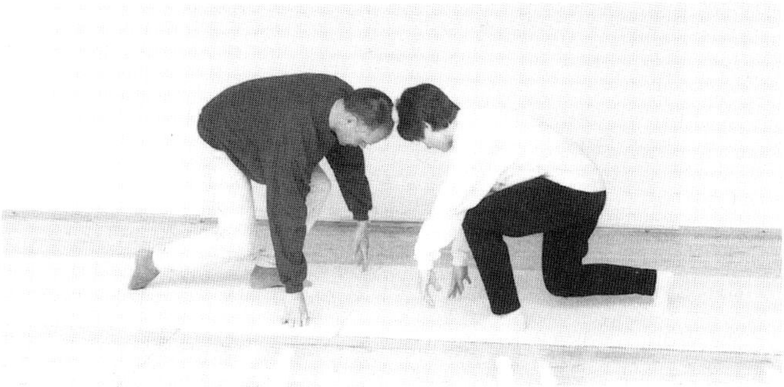

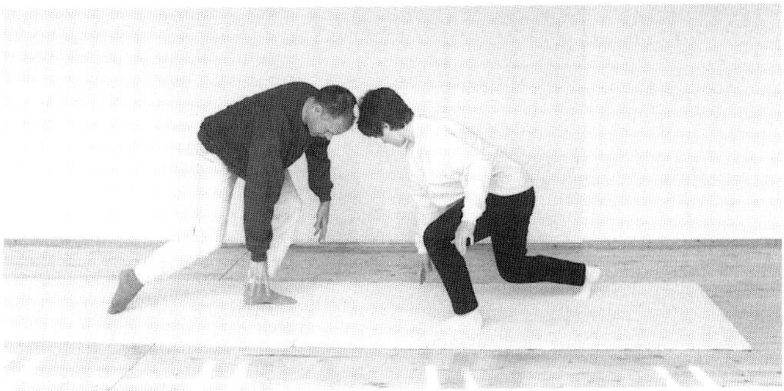

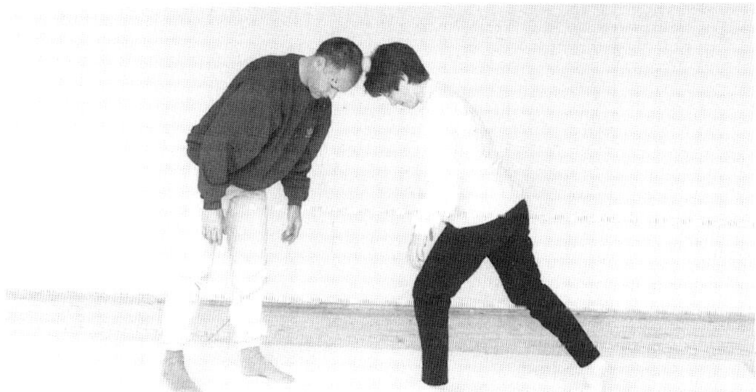

Abb. 20 a - g:
Vom Liegen zum Stand und zurück

2. Führen und Folgen

Bei der Partnerübung „Führen und Folgen“ mit dem Tennisball übernimmt ein Partner die Führung und dirigiert über Impulse, die der Tennisball weitergibt den Partner in verschiedene Richtungen des Raumes. Ziel ist ein harmonisches Bewegungsspiel ohne verbale Absprache, bei dem die Partner den Part des Führenden und Folgenden im Wechsel nacheinander mehrmals einnehmen, solange bis sich die Übenden in beiden Rollen gleich wohl fühlen. Im vorliegenden Beispiel verbindet der Ball die Stirnbeinknochen. Er kann jedoch an den unterschiedlichsten Kopfbereichen angelegt werden, um damit den Reiz der Übung zu erhöhen. Des weiteren gibt es für Fortgeschrittene die Möglichkeit der Tempovariation und die bewußte Veränderung des Raumes oder des Untergrundes, zum Beispiel über das Üben im Freien (Abb. 21).

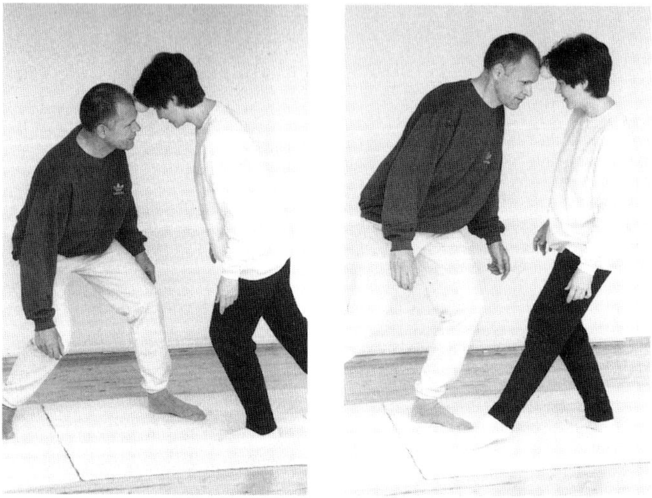

Abb. 21 a + b: Führen und Folgen

3. Das Telefon

Die Verbindung zwischen zwei Kopfknochen wird über den Tennisball hergestellt. Die Partner sprechen abwechselnd durch das „Telefon", indem sie den Ball bewegen. Die Bewegungsimpulse erfolgen, je nachdem welchen Charakter das „Telefongespräch" annimmt, mit mehr oder weniger Druck, schnell oder langsam.

Das „Gespräch" kann von verschiedenen Punkten des Kopfes aus geführt werden, in unterschiedlichen Ausgangsstellungen mit offenen oder geschlossenen Augen. Wünsche dürfen und sollen geäußert werden bezüglich der „Gesprächsgestaltung". Beispielsweise kann der Ball genau auf einen Kopfschmerzpunkt gelegt werden (Abb. 22)

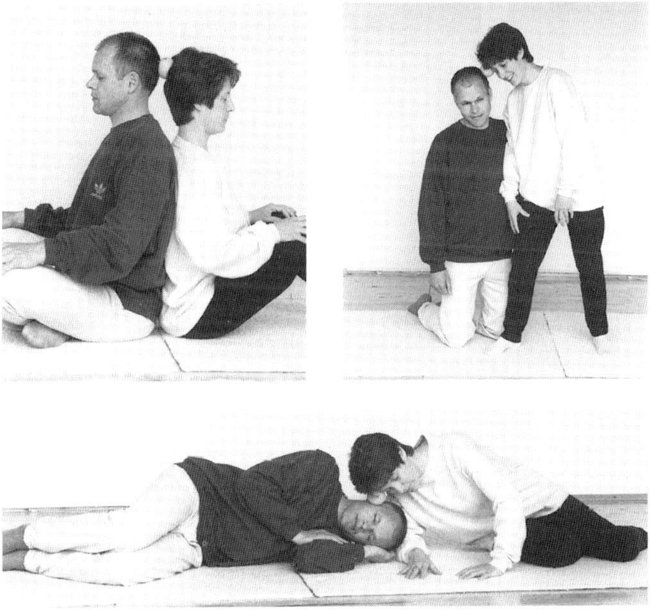

Abb. 22 a - c: „Telefonieren"

4. Kopf- und Gesichtsmassage

Bei dieser Übung bewegt der knieende Partner den Tennisball durch eigene vorsichtige Kopfbewegungen kreisend über das Gesicht des liegenden Partners. Effektiv ist es auch nur einen oder mehrere Wunschpunkte im Gesicht oder Kopfbereich ausführlicher zu massieren.

Eine ergiebige Variante ist der Rollentausch der Partner. Jetzt wird der Liegende zum Agenten und bewegt den Ball, der andere läßt sich massieren. Eine weitere Möglichkeit besteht darin, daß beide Übenden den Ball gleichzeitig bewegen. Weiteres Leben ins Spiel bringen Druck-, bzw. Tempovariationen, sowie Grimassieren oder Summen während des Tuns (Abb. 23).

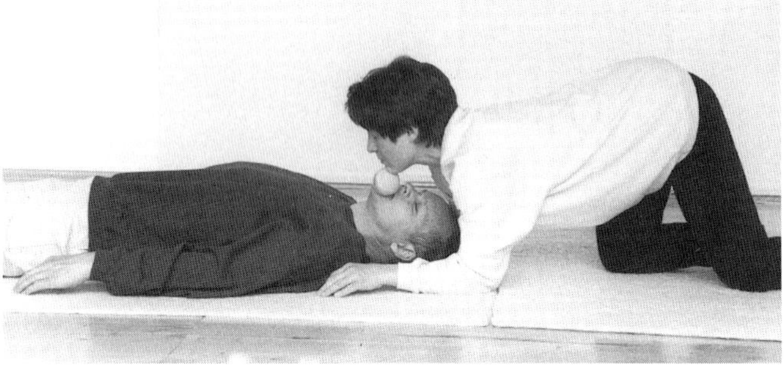

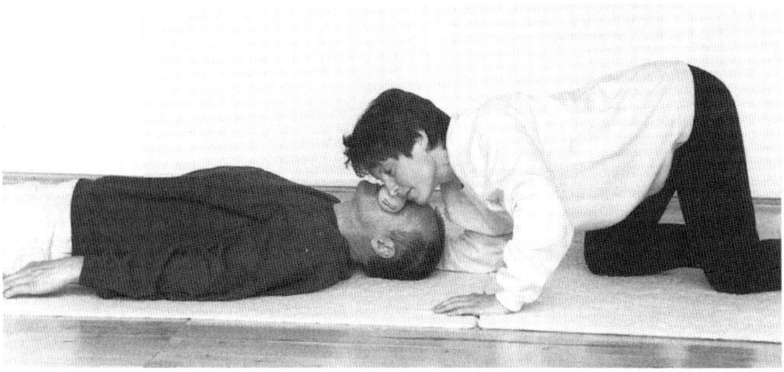

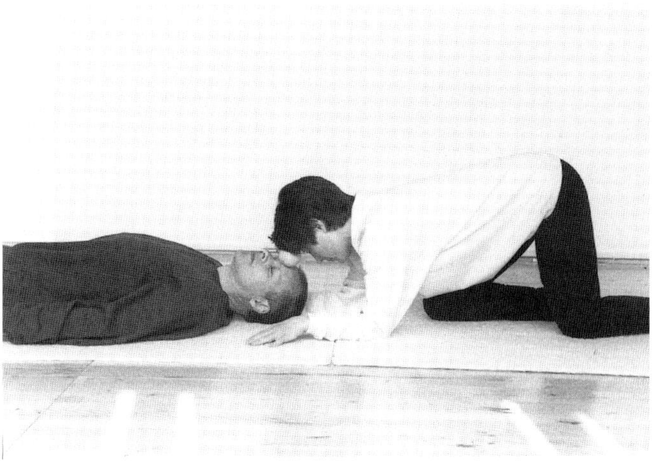

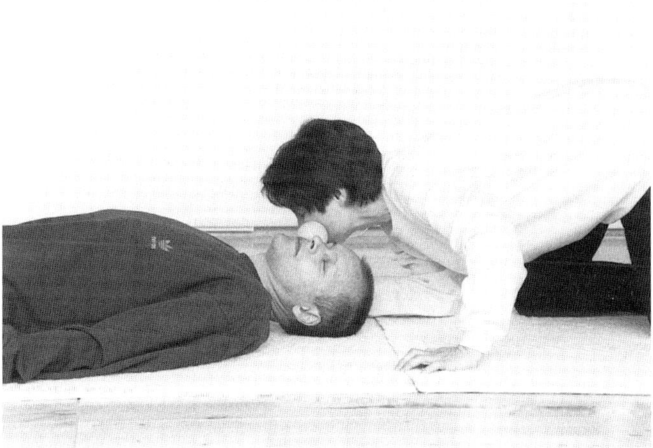

Abb. 23 a - d: Massage von Kopf und Gesicht in verschiedenen Phasen

5. Kopfball

Bei dieser Variante der Tennisballarbeit gilt es, ausschließlich durch geschicktes Bewegen des Kopfes den Ball zum Partner zu schießen. Je nach Absprache der Spieler darf dabei nur eine bestimmte Stelle des Gesichtes (Jochbein, Nasenbein, Stirnbein) oder der ganze Kopf zum Einsatz kommen. Erreicht der Ball den Partner, so ist das Spielziel erfüllt und wird mit einem Pluspunkt belohnt.

Als Ausgangsstellungen für das Kopfballspiel eignen sich die Bauchlage und der Vierfüßler, wobei in der Bauchlage Kopf und Halswirbelsäule intensiver gefordert werden (Abb. 24).

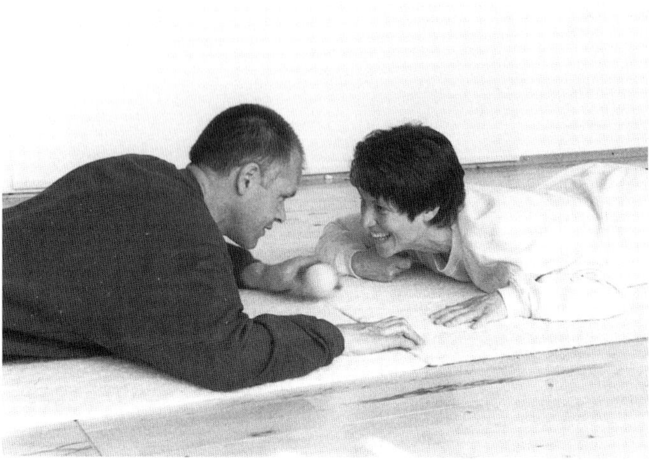

Abb. 24: Kopfball

Alle beschriebenen Übungen sollen Anstöße geben zum gemeinsamen spielerischen Tun und sind in jede Richtung variabel.

Für Fortgeschrittene

Für Fortgeschrittene bietet es sich an, den Tennisball durch geschickte Kopf- bzw. Halsbewegungen von Punkt zu Punkt wandern zu lassen.

Bei der Variante 1 liegt der Übende in Bauchlage und versucht, Kinnpunkt, Kieferpunkt rechts, Stirnpunkt und Kieferpunkt links miteinander zu verbinden.

Es entsteht dadurch eine möglichst flüssig gestaltete Kreisbewegung in der Frontalebene mit dem Ziel, alle vier genannten Punkte durch den Ball zu erreichen ohne Zuhilfenahme von Händen oder anderen Körperteilen (Abb. 25 a)

Bei der Variante 2 wandert der Ball vom Kinnpunkt über die Nase zum Stirnpunkt und Scheitelpunkt und zurück auf einer gedachten Linie in der Sagittalebene. Um den Scheitelpunkt zu erreichen, ist es wichtig den ganzen Körper einzubinden. Er bewegt sich von der Bauchlage in den Fersensitz und wieder zurück und je geschmeidiger diese Körperbewegung abläuft, umso flüssiger kann der Tennisball rollen. Es erfolgt in jedem Fall eine günstige Verschaltung von Kopf und restlichem Körper (Abb. 25 b).

Die Koordination wird auch bei der dritten Variante geschult. Der Kieferpunkt der einen Seite wird mit dem Nasenpunkt, dem Kieferpunkt der anderen Seite und dem Hinterhauptpunkt verbunden durch eine Drehbewegung in der Transversalebene. Diese letzte Möglichkeit bringt ein großes Maß an Raumerfahrung und ist eine echte Herausforderung an den Übenden (Abb. 25 c).

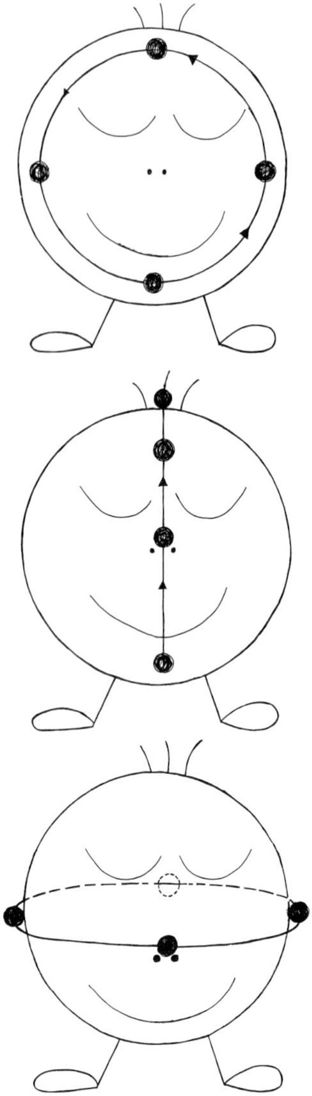

Abb. 25 a - c: Dreidimensionale Übungen für Fortgeschrittene

Integrierende Abschlußvisualisation

Zum Schluß der Tennisballarbeit am Kopf empfiehlt sich eine integrierende Visualisation, bei der alle Schädelknochen beteiligt sind:

Im Kopf befindet sich ein Ballon, der sich im Atemrhytmus nach und nach weitet. Die Schädelknochen werden dadurch separiert und der Patient hat nochmals Gelegenheit zu überprüfen, ob wirklich alle Blockaden gelöst sind. Dann verkleinert sich der Ballon wieder langsam soweit, daß ein angenehmes Kopfgefühl verbleibt.

Literaturempfehlungen

Bertherat, T.: Der Tiger im Versteck.
Ehrenwirth, München 1991.

Bertherat, T./Bernstein, C.: Der entspannte Körper.
Ehrenwirth, München 1982.

Boyesen, G.: Über den Körper die Seele heilen.
Kösel, München 1987.

Brand, U.: Eutonie – natürliche Spannkraft.
Gräfe und Unzer, München 1992.

Coseo, M.: The Acupressure Warm-Up.
Paradigm, Brookline 1993.

Dethlefsen, T./Dahlke, R.: Krankheit als Weg.
Bertelsmann, München 1983.

Dittel, R.: Schmerzphysiotherapie.
Fischer, Stuttgart 1992.

Dychtwald, K.: Körperbewußtsein.
Synthesis, Essen 1991.

Groddeck, G.: Krankheit als Symbol.
Fischer, Frankfurt 1987.

Gross, D.: Therapeutische Lokalanästhesie.
Hippokrates, Stuttgart 1988.

Haase, H./Ehrenberg, H./Schweizer, M.: Lösungstherapie.
Pflaum, München 1985.

Harff, A.: Yoga Praxis.
Herder, Freiburg 1986.

Kjellrup, M.: Bewußt mit dem Körper leben.
Ehrenwirth, München 1980.

Kurtz, R./Prestera, H.: Botschaften des Körpers.
Kösel, München 1981

Kushi, M.: Dein Gesicht lügt nie.
Mahajiva, Holthausen 1986.

Lodes, H.: Atme richtig.
Ehrenwirth, München 1977.

Meng, A.: Traditionelle Chinesische Massage.
Haug, Heidelberg 1981.

Middendorf, I.: Der Erfahrbare Atem.
Junfermann, Paderborn 1984.

Muller, N.: Selbsthilfeübungen zur Kranialen Integration
VAK, Freiburg 1996

Ohasi, W.: Körperdeutung.
Bauer, Freiburg 1993.

Rang, N./Höppner, S.: CSO-Cranio Sakral Osteopathie
Hippokrates Verlag 1997

Upledger, J.: Craniosacral Therapy.
Eastland, Seattle 1988.

Vogler, P.: Physiotherapie.
Thieme, Stuttgart 1964.

Worsley, I.: Was ist Akupunktur?
Plejaden, Berlin 1986.

Abbildungsnachweis

Abb. 1:	Gross, D.: Therapeutische Lokalanästhesie. Hippokrates, Stuttgart 1988.
Abb. 2, 6, 7:	Dittel, R.: Schmerzphysiotherapie. Fischer, Stuttgart 1992.
Abb. 3 a:	Kurtz, R./Prestera, H.: Botschaften des Körpers. Kösel, München 1981.
Abb. 3 b:	Kushi, M.: Dein Gesicht lügt nie. Mahajiva, Holthausen 1986.
Abb. 4:	Meng, A.: Traditionelle Chinesische Massage. Haug, Heidelberg 1981.
Abb. 5:	Asmussen, G.: Physiologische Grundlagen von Haltung und Bewegung. Verlag Chemie, Weinheim 1979.
Abb. 8 a - e, 9 - 25:	Die Autorin.

...weitere Titel aus dem Verlagsprogramm